Chervin

Td 53
152

OBSERVATIONS CRITIQUES

SUR

LES EXPÉRIENCES

PROPOSÉES PAR M. LE DOCTEUR BULARD,

RELATIVEMENT A LA PESTE.

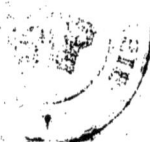

Imprimerie de FÉLIX MALTESTE et Cᵉ, rue des Deux-Portes-Saint-Sauveur, 18.

OBSERVATIONS CRITIQUES

SUR

LES EXPÉRIENCES

PROPOSÉES

PAR M. LE DOCTEUR BULARD,

DANS LE BUT DE CONNAÎTRE LE MODE DE

PROPAGATION DE LA PESTE;

PAR N. CHERVIN,

DOCTEUR EN MÉDECINE DE LA FACULTÉ DE PARIS, CHEVALIER DE LA LÉGION-D'HONNEUR, MEMBRE TITULAIRE DEL'ACADÉMIE ROYALE DE MÉDECINE, MEMBRE HONORAIRE, ASSOCIÉ ET CORRESPONDANT DE PLUSIEURS AUTRES SOCIÉTÉS SAVANTES NATIONALES ET ÉTRANGÈRES.

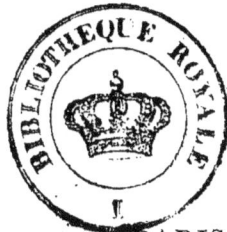

Non verbis, sed factis.

PARIS,

CHEZ J.-B. BAILLIÈRE, LIBRAIRE,

Rue de l'École-de-Médecine, 13 bis.

LONDRES,

MÊME MAISON, 219, REGENT-STREET.

Avril 1838.

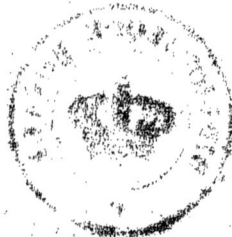

OBSERVATIONS CRITIQUES

SUR

LES EXPÉRIENCES

PROPOSÉES PAR M. LE DOCTEUR BULARD,

RELATIVEMENT A LA PESTE.

Je vois par la lettre que M. le docteur Bulard vient de faire paraître dans le dernier numéro de la GAZETTE MÉDICALE, que ce courageux investigateur de la peste est peu au courant, soit de mes travaux, soit des résultats qu'ils ont obtenus, soit de mes opinions, et c'est ce que je vais prouver aussi brièvement qu'il me sera possible.

Je ferai voir ensuite que des expériences faites dans les localités où règne la peste, comme le désire M. le docteur Bulard, ne seraient point concluantes, et qu'elles deviendraient même une source de graves erreurs, et je m'occuperai après cela de divers autres points dont ce médecin parle dans sa lettre.

Enfin, tout en remerciant M. Bulard de l'empressement qu'il met m'offrir « les moyens de statuer d'une manière définitive sur le véritable caractère de transmisssion de la peste », je ferai remarquer que le moyen qu'il propose aujourd'hui, comme étant le seul capable de conduire à la solution de ce grand problême, n'est point nouveau, car je l'ai moi-même proposé il y a cinq ans, c'est-à-dire à une époque où les questions sanitaires étaient certainement beaucoup moins avancées qu'elles ne le sont à présent. Mais ce que je dis ici ne m'empêche point d'applaudir hautement au zèle ardent de M. le docteur Bulard, et de faire des vœux avec lui pour que la vérité sur le caractère contagieux ou non contagieux de la peste soit bientôt connue, de quelque côté qu'elle puisse se trouver.

Suivant M. Bulard « ma lutte contre la fièvre jaune et contre les partisans de la contagionabilité de cette maladie aurait été *peu profitable dans son issue.* » J'aime à croire que lorsque les faits que je vais exposer seront connus de ce médecin, il modifiera son opinion sur ce point.

En 1826, je demandai à la chambre des députés l'ajournement de la formation des lazarets projetés dans la vue de mettre la France à l'abri de la fièvre jaune; mais attendu « que rien n'était encore décidé sur la grande question de la contagion ou de la non contagion, la chambre pensa que les travaux des lazarets ne pouvaient être suspendus. » Elle renvoya seulement ma pétition au ministre de l'intérieur « en l'invitant à faire examiner avec soin les nombreuses pièces et documens dont elle était appuyée. (1) »

On sait que cet examen fut confié à l'Académie royale de médecine, et que les conclusions du rapport de sa commission furent « que mes documens étaient de nature à motiver l'ajournement que j'avais demandé dans ma pétition à la chambre des députés », et, chose inouïe, ces conclusions furent prises A L'UNANIMITÉ par les dix-sept commissaires présens à la délibération.

Aussi dans sa session de 1828, cette chambre, à laquelle j'avais adressé une nouvelle pétition, reconnut-elle en principe : « que les lazarets dans les ports de l'Océan (c'est-à-dire destinés à empêcher l'introduction de la fièvre jaune en France) étaient tout-à-fait inutiles, et par conséquent que les sommes très considérables qu'on avait déjà employées à leur fondation, et qu'on demandait encore pour les achever, avaient été et seraient dépensées en pure perte... Elle pensa que s'il y avait lieu de laisser les moyens d'achever les constructions de ce genre qui étaient déjà très avancées, il ne fallait pas du moins accorder ceux d'en commencer d'autres. » D'après cela, elle fit sur les 400,000 fr. demandés pour la construction des lazarets une réduction de 116,000 fr. (2).

En 1829, le gouvernement ne demanda plus que 200,000 fr. pour les

(1) *Moniteur*, du 12 mars 1826.
(2) *Moniteur*, du 19 juin et du 15 juillet 1828.

lazarets en construction et il ne put obtenir des chambres que la moitié de cette somme; encore M. le ministre de l'intérieur fut obligé d'annoncer formellement à la chambre des députés qu'il ne demandait cet argent que pour achever des lazarets en cours de construction, *et que son intention n'était pas d'en faire commencer d'autres* (1).

Depuis cette époque, les chambres n'ont plus rien accordé pour la formation des lazarets projetés (2), d'où il est résulté pour la France une économie de plusieurs millions, qui non seulement eussent été dépensés en pure perte, mais qui auraient encore servi à consacrer une erreur funeste à la société. Il me semble, quoi qu'en dise M. Bulard, qu'un pareil résultat n'a pas été sans *profit* pour le pays.

Ce n'est pas tout. Par suite de mes discussions l'opinion de la contagion fut fortement ébranlée, et le commerce de nos villes maritimes, profitant de cette disposition des esprits, demanda avec instances des diminutions dans la durée des quarantaines, et il en obtint successivement d'assez notables.

Les choses en étaient là lorsqu'en 1833 j'adressai à la chambre des députés une troisième pétition très développée, par laquelle je demandai *une prompte réforme de notre législation sanitaire.* Cette pétition fut renvoyée d'une manière fort pressante à M. le ministre du commerce, et, depuis son renvoi, il s'est opéré dans notre régime sanitaire de grandes et utiles améliorations que je vais indiquer rapidement.

Ainsi, par suite des ordonnances du 4 avril et du 11 juin 1835, « les bâtimens venant des Etats-Unis de l'Amérique du Nord et des Antilles, en patente nette, ne sont soumis à aucune quarantaine d'observation, et les balles de coton venant de ces contrées ne sont maintenant ni ouvertes ni débarquées au lazaret, *quel que soit le régime sanitaire dans lequel se trouve placé le navire qui les a portées* (3). »

Comme la France reçoit annuellement quelques centaines de mille balles de coton des Etats-Unis d'Amérique et des Antilles, la suppression de toutes quarantaines de rigueur pour les provenances de ces pays n'est certainement pas sans *profit* pour notre commerce, ainsi que nous venons d'en avoir la preuve. La fièvre jaune a régné l'année dernière avec beaucoup d'extension à la Nouvelle-Orléans et à la Havane, et les bâtimens

---

(1) *Moniteur*, du 19 juin 1829.

(2) En 1834, le gouvernement leur demanda la modique somme de dix mille francs, pour disposer les lazarets de Tathiou et de Trompeloup à recevoir les provenances du Levant, et cette somme lui fut refusée. (*Moniteur* du 7 mai 1834.) Depuis lors les commissions du budget du commerce et des travaux publics ont demandé hautement, dans leurs rapports, que des réformes soient faites dans notre régime sanitaire.

(3) *Bulletin des Lois*, 2e partie, n° 357 et 365.

partis de ces ports durant l'épidémie n'ont été soumis, à leur arrivée en France, qu'à une quarantaine d'observation faite dans le port même et de quelques jours seulement. On les aurait envoyés, il y a quelques années, à un lazaret plus ou moins éloigné du lieu de leur destination, à mouillage dangereux, pour y faire une quarantaine de rigueur de vingt à trente jours (1).

Mais les réformes introduites dans notre législation sanitaire depuis le renvoi de ma dernière pétition à M. le ministre du commerce ne se sont point bornées à la fièvre jaune; on en a fait aussi de très importantes dans ce qui concerne la peste.

En vertu des ordonnances royales du 11 septembre 1834 et du 5 janvier 1836 (2), les provenances du Levant ne sont plus obligées, comme par le passé, de faire leur quarantaine à Marseille ou à Toulon : elles sont admises maintenant dans plusieurs de nos ports de l'Océan, et cette heureuse innovation, qui sera utile en même temps et au commerce et à la marine de l'état, prouve qu'on redoute beaucoup moins aujourd'hui la contagion de la peste qu'on ne le faisait autrefois, et qu'on ne croit plus que les Provençaux soient les seuls capables de purifier les individus et les objets réputés pestiférés.

Enfin, en révisant ses *réglemens* en 1835, l'intendance sanitaire de Marseille a diminué quelques-unes des nombreuses entraves qu'elle impose au commerce. Ainsi, par exemple, elle a supprimé entièrement les sereines qui se faisaient à bord des navires préalablement à la quarantaine, et qui étaient, suivant la nature de la patente, de six, de douze et de dix-huit jours (3). Mais lorsqu'un bâtiment avait la peste à bord au moment de son arrivée, ou bien qu'il l'avait eue pendant le cours du voyage, il faisait une observation de vingt jours, plus cinquante jours de sereines, avant de commencer sa quarantaine (4).

Eh bien ! toutes ces mesures rigoureuses sont supprimées dans les nouveaux réglemens de l'intendance sanitaire de Marseille. Outre cela, la quarantaine des passagers venus par navires en patente brute et en patente suspecte s'y trouve réduite d'un tiers (art. 546), et celle des provenances de Gibraltar a éprouvé la même réduction (5). Quelques autres améliorations ont eu lieu, mais je ne m'y arrêterai point.

M. Bulard pense-t-il que toutes les réformes que je viens de signaler soient *peu profitables* à la société ? Croit-il aussi que les recherches aux-

---

(1) *Instructions concernant la police sanitaire*, p. 84.
(2) *Bulletin des Lois*, 2e partie, n. 527 et 6136.
(3) *Instructions concernant la police sanitaire*, p. 81 et 82.
(4) Ouvrage cité, p. 80, et les *réglemens* de l'an V, p. 195.
(5) Voir la note placée au bas du *tableau de la fixation des quarantaines contre l'introduction de la peste*, p. 137.

quelles je me suis livré sur la fièvre jaune et les longues et vives discussions que j'ai soutenues dans le but de prouver la non contagion de cette maladie n'aient pas contribué pour beaucoup à la diminution des entraves que les mesures sanitaires mettaient naguère à nos relations commerciales ? Il ne m'appartient point de me prononcer ici sur une pareille question; je me borne à la soumettre au jugement du public, et je passe à un autre point de ma réponse.

Après avoir parlé de ma lutte contre les partisans de la fièvre jaune, lutte qui, suivant lui, aurait été *peu profitable dans son issue,* M. le docteur Bulard ajoute : « Mais, nous devons l'avouer, sa lettre de 1838, en rappelant sa proposition de 1829, relative aux matériaux cholériques qu'il voulait faire venir des frontières de l'Europe dans un de nos ports de l'Océan, pour se livrer à des recherches sur le mode de propagation du mal; cette lettre, disons-nous, révèle encore trop l'observateur exclusif et à système, qui, dans sa préoccupation d'expérimentateur, ne voit que l'expérimentation en elle-même sans calculer suffisamment les conditions de validité requises pour se faire un principe scientifique ou un incontestable point de droit. »

Je ferai d'abord remarquer que ma lettre sur les deux cas de peste qui se montrèrent, en juillet dernier, à bord du bateau à vapeur de l'état, le *Léonidas,* pendant qu'il était mouillé dans le port du Frioul, près Marseille, n'est point de 1838, mais bien de 1837, puisqu'elle fut publiée dans la GAZETTE MÉDICALE du 16 septembre de cette dernière année, et que c'est par cette feuille même que M. Bulard en a eu connaissance.

Je dirai, en outre, que ce n'est point en 1829 que je proposai au gouvernement français de faire faire des expériences avec des effets ayant servi aux individus atteints du choléra-morbus, mais seulement le 1er juillet 1831, et j'ajouterai que je ne voulais point faire venir ces effets *des frontières de l'Europe,* mais tout simplement du littoral de la Baltique. Je ne voulais pas non plus que ces expériences fussent faites dans un de nos ports de l'Océan, puisque j'écrivais au ministre : « L'extrémité nord-ouest de la France présente, sans doute, des localités où l'on pourrait, en prenant les précautions convenables, se livrer à toutes ces expériences sans compromettre en aucune manière la santé publique. On y procéderait, ajoutais-je, absolument comme dans un lazaret contenant la maladie la plus contagieuse qu'il existe (1). »

Je prouverai plus loin que je ne suis point *un observateur exclusif et à système,* comme le prétend M. Bulard.

« Il est vrai, continue ce médecin, que M. Chervin ne demande pas, comme en 1829, que les matières à expérience soient apportées sur le

_____

(1) *Expériences pour constater le caractère contagieux ou non-contagieux du choléra-morbus,* p. 4.

littoral de la France; qu'il veut bien attendre qu'elles s'y présentent d'elles-
mêmes; mais il semble tonjours persister à croire que c'est seulement en
Europe et dans ses lazarets que les épreuves doivent être consommées, et
en cela, comme en beaucoup d'autres choses, nous ne sommes pas de son
avis. »

M. Bulard est encore ici dans l'erreur. J'ai demandé et je demande encore que « les matières à expérience » soient apportées sur le littoral de
la France, ou de tout autre point de l'Europe *occidentale;* mais je pense
qu'on ne doit point négliger de mettre à profit tous les pestiférés qui viendraient à être admis dans nos lazarets, et que la rapidité de nos communi-
cations avec le Levant, au moyen de la navigation à vapeur, pourra désor-
mais rendre assez fréquens. Je suis, du reste, persuadé que si M. Bulard
avait connu la pétition que j'adressai à la chambre des députés en 1833 et
la correspondance que j'eus avec M. le ministre du commerce, en 1835,
lorsque la peste sévissait en Égypte, il aurait vu que mon opinion sur la
manière de se procurer « les matières à expérience » est absolument la
même qu'en 1831.

Après avoir dit que je semble toujours persister à croire que c'est seulement en Europe que les épreuves doivent être consommées, M. le docteur
Bulard poursuit ainsi : « Nous soutenons, au contraire, que ces épreuves
doivent être faites dans les localités où la peste exerce habituellement ses
ravages, et que ce n'est que lorsque la science sera déjà fixée sur la pro-
priété contagieuse ou non contagieuse de la maladie dans ces localités,
que, positives ou négatives, elles pourront être répétées dans tous les autres lieux et dans les différens lazarets européens. De cette manière, les résultats seront nécessairement exacts, tandis qu'en procédant en ordre inverse, ils ne seront rien moins que cela. »

Examinons si, en procédant comme le veut M. le docteur Bulard, les
résultats seraient, en effet, *nécessairement exacts.* Supposons que ce
médecin fasse ses expériences pendant une épidémie de peste, soit en
Égypte, soit en Syrie, soit à Constantinople, et que cette maladie vienne à
se déclarer sur un ou sur plusieurs des individus soumis à l'expérimentation ; en conclura-t-il qu'ils la doivent nécessairement à ses expériences,
qu'ils l'ont reçue bien évidemment par contagion, et que, par conséquent,
la peste est une maladie transmissible par le mode d'expérimentation mis
en pratique? Mais une pareille conclusion ne sera point légitime, puisque
des milliers d'individus sont atteints de cette redoutable affection à la même
époque, et dans la même localité, sans avoir été soumis à aucune expérience.

M. Bulard aura-t-il recours à la statistique pour éclairer la question,
pour nous faire voir, d'une manière bien nette, la part que les moyens ar-
tificiels peuvent avoir dans la production de la maladie? Cette méthode
ne donnera point encore de résultat certain, et en voici la raison : Quelle
que soit la force de volonté, le courage et le dévouement des individus qui

se soumettront aux expériences de ce médecin, dans le but d'agrandir le domaine de la science et de diminuer la somme des maux qui pèsent sur l'humanité, ces personnes éprouveront nécessairement une impression morale plus ou moins vive, dont les hommes les plus braves ne peuvent pas toujours se défendre lorsqu'ils croient leur vie dans un danger imminent. Or, nous savons tous qu'en temps d'épidémie de telles impressions deviennent souvent funestes, parce qu'elles disposent l'organisme à recevoir l'action des agens morbifiques, et c'est pour cette raison que les médecins éclairés recommandent avec tant de soin la tranquillité d'esprit, le calme moral, une quiétude parfaite, pendant le règne des constitutions épidémiques. Ainsi, quand bien même les personnes soumises aux épreuves dont il s'agit seraient frappées de peste dans une proportion beaucoup plus grande que les autres habitans de la même localité, cela ne prouverait absolument rien en faveur du caractère transmissible qu'on attribue à cette maladie, parce qu'il y aurait chez les sujets expérimentés une cause prédisposante très énergique, qui n'existe point dans la masse de la population.

M. Bulard opérera-t-il sur des Arabes qui ne croient point à la contagion de la peste ? Oui. En ce cas, l'inconvénient que je viens de signaler sera seulement diminué, mais non détruit complètement, car les précautions à prendre pour donner aux résultats des expériences toute la validité qu'ils doivent avoir ne manqueront pas de frapper l'esprit de ces hommes ignorans et de les rendre par cela même plus impressionnables à la cause morbifique qui agit sur la masse des habitans. Les individus soumis aux épreuves pourront donc être atteints de la peste dans une proportion plus grande que le reste de leurs concitoyens, sans qu'on puisse attribuer cette différence à l'action *directe* de l'expérimentation.

Admettons que M. le docteur Bulard procède à ses expériences dans les intervalles que les épidémies de peste laissent entre elles, et dont la durée est quelquefois de plusieurs années ; mais, pendant ces trèves réparatrices de la population, le pays n'est pas complètement exempt du fléau pestilentiel ; il s'y présente à des époques plus ou moins rapprochées ou plus ou moins éloignées des cas sporadiques de peste, et ces cas enlèveront encore aux expériences de M. le docteur Bulard une grande partie de leur valeur scientifique, puisqu'ils pourront devenir une cause d'erreur.

Ce qui suit fera encore mieux sentir tout ce que la manière de procéder de ce médecin a de défectueux et à quel point elle diffère de la mienne.

Si je voulais expérimenter sur le caractère contagieux ou non contagieux des fièvres intermittentes, je ferais venir des contrées marécageuses, où ces fièvres sont endémiques, un certain nombre de fébricitans et je les placerais dans un endroit salubre, où ces affections ne prennent jamais naissance : là je réunirais des individus de températions divers, de tout âge, de tout sexe et de toute condition, mais qui n'auraient pas été exposés

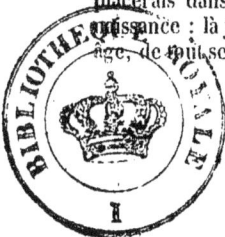

aux effluves marécageux depuis longtemps, et je les soumettrais à toutes les épreuves possibles *d'atmosphère, de contact médiat, de contact immédiat* et *d'inoculation*. L'observation a prouvé des millions de fois que le résultat de ces épreuves serait complètement négatif.

D'après les principes posés dans sa lettre, M. le docteur Bulard agirait d'une manière toute différente : il irait, lui, faire ses expériences dans les contrées marécageuses même, sous l'influence de ce qu'il appelle « la constitution atmosphérique, provocatrice de causes organiques prédisposantes », et cette *constitution atmosphérique provocatrice* ne tarderait probablement pas à déterminer des fièvres intermittentes chez les individus soumis aux épreuves, et, peut-être aussi, sur l'expérimentateur lui-même, et l'on crierait aussitôt à la contagion.

Il y a tout lieu de croire que si M. Bulard s'était trouvé aux États-Unis d'Amérique lorsque le caractère contagieux ou non contagieux de la fièvre jaune y était vivement discuté, il aurait opiné de toutes ses forces pour qu'on expérimentât tout d'abord dans les localités où cette maladie exerçait ses ravages, et il est à peu près certain, qu'en pareil cas, les malheureux soumis aux expériences n'auraient pas été long-temps sans ressentir les funestes effets de la constitution *atmosphérique locale* qui aurait déterminé chez eux la fièvre jaune, et M. Bulard se serait probablement empressé de conclure qu'il avait communiqué cette maladie par la voie expérimentale, et que, par conséquent, elle était évidemment contagieuse.

Il y a, entre la manière de voir de M. le docteur Bulard et celle de quelques-uns des anciens contagionistes des États-Unis d'Amérique une similitude qui mérite d'être signalée. Les deux plus grands partisans de l'importation de la fièvre jaune dans ce pays, le docteur William Currie, de Philadelphie, et le docteur David Hosack, de New-York, soutenaient que la fièvre jaune est une maladie contagieuse ou communicable ; *mais seulement dans une atmosphère rendue impure par les exhalaisons de substances végétales et animales en état de putréfaction* (1).

De son côté, M. Bulard nous dit : « que l'activité de l'influence pestilentielle est toujours subordonnée dans ses effets généraux à une certaine

---

(1) M. le docteur W. Currie s'exprime ainsi : « I Am convinced that the yellow fever is only contagious or communicated from those that are sick or affected with it to those that are in good health, in situations where the air is confined and rendered impure by exalations from purifying vegetables or other putrifiable substances. » (Extrait du document que cet honorable médecin m'a délivré en 1821.)

M. le docteur Hosack dit de son côté, en parlant de la même maladie : « It is only communicable through the medium of an impure or viciated atmosphere. » (*Observations on the laws governing the communication of contagious diseases.*)

constitution atmosphérique provocatrice de causes organiques prédisposantes. »

Suivant les deux contagionistes américains que je viens de citer, pas d'atmosphère impure, pas de fièvre jaune, quels que soient d ailleurs la quantité et l'excellente nature des germes importés. Ces germes sont alors condamnés à périr d'inanition, ne se trouvant point placés dans un air propre à leur existence, et surtout à leur multiplication.

D'après M. le docteur Bulard « si les causes organiques prédisposantes ne sont point provoquées (par une certaine constitution atmosphérique provocatrice), les masses ne subissent aucune modification accidentelle d'organisme de la part du milieu d'activité dans lequel elles se trouvent, et l'élément pestilentiel, importé par le contactle plus multiplié, n'importe où et d'où, reste nécessairement limité à quelques rares dispositions idiosyncrasiques. »

On voit la grande analogie qu'ont entre elles les deux théories que je viens d'exposer. La dernière aura-t-elle le sort de la première, qui a succombé bien avant ses auteurs ? Cela est probable; c'est du reste ce que le temps nous apprendra : attendons son jugement. Je ferai seulement observer qu'on a vu des personnes être frappées de la peste presque immédiatement après être débarquées en Egypte, et avant d'avoir communiqué avec qui que ce fût. Or, lorsque des individus sont ainsi atteints de la maladie dès leur arrivée dans une localité où règne la peste, il faut, en pareil cas, ou que « la constitution atmosphérique provocatrice de causes organiques prédisposantes» ait une action bien prompte, ou bien que cette action agisse à une très grande distance sur les personnes qui sont en mer; il n'y a, selon moi, que ces deux manières de faire concorder la théorie avec les faits.

Enfin, bien que nous ne soyons pas en droit de conclure que toutes les contagions se comportent de la même manière, ou suivent les mêmes lois, puisque nous avons la preuve du contraire sur plusieurs points, je ferai néanmoins remarquer que celles qui sont à peu près universellement admises n'ont nullement besoin d'une constitution atmosphérique provocatrice pour produire leurs funestes ou salutaires effets. Ainsi, la syphilis, la gale, la rage, la variole et la vaccine sont transmises par le mode qui leur est propre, quelle que soit la constitution atmosphérique, sous toutes latitudes et dans tous les climats (1).

Quant au typhus, nous savons qu'une température très élevée est contraire à son développement, à sa propagation et à son existence même, et c'est pour cette raison que cette maladie ne se montre jamais, ou presque

---

(1) Les chiens enragés sont excessivement rares dans les pays très chauds ; mais la morsure de ces animaux donne lieu, entre les tropiques, aux mêmes accidens que dans nos contrées.

jamais, dans les régions basses des tropiques (1). Mais, hors de là, cette affection *n'a besoin* d'une constitution atmosphérique, particulière ou *provocatrice*, ni pour prendre naissance, ni pour exister, ni pour être transmise, dans certaines conditions données, des individus malades aux individus sains; ce qui se passait jadis en Angleterre en est une preuve frappante.

Après avoir prouvé que des expériences faites selon les vues de M. Bulard donneraient nécessairement des résultats inexacts et fallacieux, je vais signaler les conséquences funestes d'une semblable manière de procéder.

Ainsi qu'on l'a vu plus haut, la première condition posée par ce médecin est « d'expérimenter d'abord dans les localités mêmes de la peste. » Or, nous savons qu'en agissant ainsi il pourrait fort bien y avoir un plus ou moins grand nombre des individus soumis aux épreuves qui seraient atteints de cette maladie, et probablement dans une proportion plus forte que dans la masse de la population. Cela étant, qu'arriverait-il? Aussitôt des cris de contagion se feraient entendre, l'alarme se répandrait de toutes parts, des mesures rigoureuses seraient prises, et il n'y aurait plus en Europe ni gouvernement, ni administration sanitaire qui voulût ouvrir les portes de ses lazarets aux expérimentateurs, pour y procéder à des épreuves concluantes, et, par cela même, éminemment désirables.

M. Bulard pense-t-il que l'intendance sanitaire, la chambre du commerce et le conseil municipal de Marseille, qui, en 1835, se sont formellement opposés à ce que les expériences que je proposai de faire faire eussent lieu dans leur lazaret, seraient bien disposés à le laisser expérimenter dans ce même établissement, lorsque la renommée aurait proclamé à la face du monde contagioniste les résultats qu'il aurait obtenus dans le Levant; la mort d'un ou plusieurs des individus soumis à ses épreuves? S'il le pense, il est dans une étrange erreur. En procédant d'après sa manière de voir, on ferait augmenter les rigueurs des mesures sanitaires, et l'on mettrait un obstacle invincible aux expériences à tenter dans les lazarets.

M. Bulard cherche ensuite à prouver que les épreuves qui seraient faites dans ces sortes d'établissemens ne donneraient pas de résultats exacts. « Transportons-nous un instant, dit-il, aux frontières de la Provence, supposons que M. le docteur Chervin et mille autres personnes avec lui subissent successivement l'inoculation de tous les fluides, le contact sous toutes les formes, et l'infection dans toute son étendue, et que les résultats de ces différentes voies d'investigations soient négatifs, en inférerons-nous pour cela que la peste n'est pas contagieuse, jamais, ni dans aucun cas? Assurément non, car mille objections viendraient aussitôt infirmer une conclusion ainsi formulée. »

_____

(1) J'ai traité ce point de l'histoire du typhus, avec toute l'étendue qu'il mérite, dans un écrit qui paraîtra incessamment.

M. Bulard se montre ici beaucoup plus exigeant que l'intendance sanitaire de Marseille elle-même. Voici ce que cette administration écrivait au gouvernement, le 17 février 1835 :

« Pour que l'expérience proposée par M. Chervin fût *complète*, fût *décisive*, ne faudrait-il pas qu'elle fût faite dans plusieurs saisons de l'année, et au moyen d'effets pestiférés venus de tous les pays du Levant où règne la peste ?

» Si des effets bien et dûment contaminés venus de Constantinople, de Smyrne, de Syrie, d'Egypte, de la Barbarie, etc., étaient impunément portés en France, dans les quatre saisons de l'année, par *une vingtaine* de personnes, ou même davantage, il pourrait y avoir lieu de croire que cette maladie n'est point transmissible par des objets matériels. Si nous acquérions un jour cette preuve, comme nous la devrions au dévouement de M. le docteur Chervin, nous en serions assurément bien reconnaissans. »

Tout ce que désirent sur ce point MM. les intendans de la santé pourrait très bien se faire. J'ai été moi-même beaucoup au-delà de leurs désirs, puisque j'ai proposé à M. le ministre du commerce de faire expérimenter sur au moins cent individus.

D'un autre côté, dans le rapport que l'Académie royale de médecine fit au ministre de l'intérieur, le 3 janvier 1826, sur la proposition de MM. les docteurs Lassis, Costa et Lasserre, ce corps savant fut d'avis, et avec beaucoup de raison, que le nombre des auteurs de la proposition qui lui était soumise serait évidemment trop restreint pour rendre l'expérience décisive dans le sens négatif de la question, et que l'immunité dont pourraient jouir les trois expérimentateurs ne devrait compter que pour un commencement d'expérience, qui appellerait encore un grand nombre d'épreuves semblables; « mais si, par exemple, ajoutait l'Académie, cent médecins s'y soumettaient tour à tour, avec des provenances prises à toutes les époques de la maladie, et qu'aucun d'eux n'en fût atteint, on pourrait tirer de ces faits multipliés UNE CONCLUSION DÉFINITIVE EN FAVEUR DE L'INNOCUITÉ DES OBJETS CONTAMINÉS. »

Le 31 août 1830, sur la proposition de M. Pariset, l'Académie royale de médecine se prononça de nouveau en faveur des expériences à faire dans le lazaret de Marseille, afin de constater si les marchandises qui nous viennent du Levant recèlent ou non un principe pestilentiel.

Enfin, l'intendance sanitaire de Marseille est si éloignée de penser avec M. Bulard que, pour être concluantes, les expériences que j'ai proposées devraient avoir lieu *dans les localités même de la peste*, qu'elle conseille d'y procéder dans la partie septentrionale de la France, et à Paris même, sous les yeux de tous les savans (1).

_____

(1) Lettre adressée au gouvernement, le 14 avril 1835, au sujet de ma demande d'expériences.

D'après M. Bulard, si parce que un millier d'individus se seraient soumis impunément sur les côtes de la Provence à toutes les épreuves possibles, nous en inférions que la peste *n'est jamais* contagieuse ; « mille
objections viendraient aussitôt infirmer une conclusion ainsi formulée. »
Au lieu de mille objections, la lettre de M. Bulard n'en contient que sept
à huit auxquelles j'ai déjà répondu, du moins en très grande partie ; pas
une ne résiste à la critique.

Toutes les maladies reconnues transmissibles jusqu'à ce jour le sont,
ou par l'intermédiaire de l'air, ou par le contact médiat, ou par le contact immédiat, ou enfin par l'inoculation. Or, si, en expérimentant par
ces différentes voies, de toutes les manières possibles, dans les conditions
les plus variées d'individualités, de température et de circonstances con-
committantes ou accidentelles, nous ne parvenons pas à communiquer
telle ou telle maladie donnée, nous serons en droit de conclure que cette
maladie n'est pas contagieuse, et de modifier par conséquent notre législation sanitaire d'après cette conclusion.

Après avoir soutenu avec esprit une fort mauvaise thèse, M. le docteur
Bulard ajoute : « Supposons que M. Chervin soit admis dans le lazaret de
Marseille à faire les expériences qu'il indique ; il arrivera de deux choses
l'une : ou il contractera la peste, où il ne la contractera pas. Dans le premier cas, la question de contagion sera jugée sans appel, et la science et
la législation seront irrévocablement fixées sur ce point. Dans le second,
si par une disposition idiosyncrasique probable, d'après les proportions
numérique de 1|6 à 1|20, dans lesquelles la peste sévit, M. le docteur Cher-
vin est réfractaire à toute influence morbide individuelle de contact ou
d'infection ; s'il sort sain et sauf de toutes les épreuves, il aura consommé
le plus grand acte connu de courage et d'abnégation sans doute ; mais il
aura en même temps compromis les plus sacrés intérêts sociaux ; car l'o-
pinion de la contagion de la peste en sera nécessairement affaiblie, la confiance des masses dans les mesures d'isolement ébranlée, et toutes les conséquences terribles déduites d'un relâchement dans l'observation de ces
mesures surgiront sans limites. »

M. Bulard oublie sans doute que j'ai demandé que les expériences proposées fussent faites sur au moins cent personnes. Or, peut-on supposer
que ces cent personnes auront toutes sans exception « une disposition
idiosyncrasique probable » qui les mettra à l'abri de la contagion de la
peste, si elle existe ? Non, certainement, parce qu'une telle supposition
serait inadmissible. Ainsi l'objection de M. Bulard tombe d'elle-même.

Ce médecin dit avec raison que si je venais à contracter la peste dans
le lazaret de Marseille, la question de la contagion serait jugée sans appel,
et que la science et la législation seraient fixées irrévocablement sur ce
point ; mais, comptant probablement cela pour peu de chose, il ne s'y ar-
rête pas, il passe tout de suite aux conséquences qu'aurait, selon lui, mon
immunité, si par une disposition idiosyncrasique, je résistais à la conta-

gion, et il fait de ces conséquences un tableau fort rembruni, qui dépose de sa vive sollicitude pour les mesures sanitaires.

Mais il oublie les maux effroyables que produit l'opinion de la contagion; il oublie que cette opinion donne lieu de la part des autorités aux mesures les plus tyranniques, disons même les plus atroces ; qu'elle devient une cause de désordres et de misère; qu'elle rompt violemment les liens du sang et de l'amitié; porte à l'abandon des malades ; donne lieu à des actes qui font frémir la nature, et augmente surtout considérablement le nombre des morts. Il n'est aucune partie de la législation qui soit aussi empreinte d'immoralité que celle qui dérive de l'opinion de la contagion. Les lois sanitaires obligent souvent, *sous peine de la vie*, le médecin à dénoncer le malheureux qui réclame ses soins ; le père à dénoncer son fils; le fils à dénoncer son père; la mère à dénoncer sa fille; la fille à dénoncer sa mère ; le mari sa femme; la femme son mari, et ainsi des autres (1); et l'infortuné malade que la crainte du gibet a fait signaler à l'autorité est arraché des bras de ses parens et de ses amis, enlevé de vive force de son domicile et transporté dans un lazaret infect, ou séquestré du reste du monde; il n'a sous les yeux que des morts et des mourans, et la perspective de quitter la vie sans jamais revoir les personnes qui lui sont chères. Heureux encore quand la main mercenaire qui est obligée de lui donner des soins n'attente pas à ses jours pour s'emparer de ce qu'il possède. Si l'on m'objectait que de telles horreurs ne se commettent plus de nos jours, je renverrais à l'histoire de la peste qui régna, en 1815, à Noja, dans le royaume de Naples, et à ce qui s'est passé à Naples même, lors de l'apparition du choléra-morbus dans cette ville, en 1836. Eh bien! en procédant comme le conseille M. le docteur Bulard; en expérimentant dans les lieux mêmes où règne la peste, on ne ferait qu'aggraver un pareil état de choses.

---

(1) Pour qu'on ne m'accuse point de charger ce tableau, je vais citer le passage suivant d'une ordonnance sanitaire qui fut rendue dans la capitale du monde chrétien, lors de la peste de 1656.

Bando sopra la sanità, 20 maggio 1656.

S'ordina a ciascun medico, barbiere, e officiale d'hospidale, che trovando persona infetta, o in qualsivoglia modo sospetta di mal contagioso, e a qualsivoglia altro, che havesse in qualsivoglia modo notitia di persona tale, ancor che sia *suo padre, fratello, figliuolo, moglie, o marito*, subito lo riveli SOTTO PENA DELLA VITA.

Cette ordonnance est rapportée avec beaucoup d'autres par le cardinal Gastaldi, dans son ouvrage intitulé : *Tractatus de avertenda et profliganda peste*, 1684, p. 278.

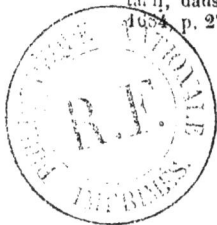

2

Après avoir parlé de toutes les conséquences terribles qui surgiraient, dit-il, sans limites, si je sortais sain et sauf des épreuves auxquelles j'ai demandé à me soumettre dans le lazaret de Marseille, M. Bulard continue ainsi :

« Si nous ajoutons à cela les réflexions que font naître les idées particulières qui dominent M. le docteur Chervin, l'exclusivisme de ses théories, son opinion préconçue et ses honorables antécédens, qu'il doit à tant de labeurs et à tant de sacrifices, nous conviendrons que, de tous ceux qui peuvent recevoir la mission de s'occuper aujourd'hui de cette matière, ce médecin est, sans contredit, le moins apte, et peut-être le seul qui doive être récusé. Et M. Chervin ne nous accusera pas de passion; dès à présent, nous appuierons notre conviction sur les propres paroles de M. Chervin lui-même, qui, à propos de la discussion de ses matériaux sur la fièvre jaune, demanda pour première condition « que les médecins appelés à les examiner fussent restés jusque-là neutres dans la question de contagion; » en cela il avait raison, et le consciencieux Joseph Frank ne l'a pas moins quand il dit : « celui qui vient déclarer que la peste n'est pas contagieuse ne doit pas être investi de fonctions publiques relatives à cette calamité; s'il en a, qu'on l'en dépouille. »

Voilà certes de bien graves accusations. Voyons si elles ont quelque fondement. Suivant M. Bulard, je serais *dominé par des idées particulières*, j'aurais *des théories exclusives, une opinion préconçue*, je serais en un mot *un observateur exclusif et à système et un expérimentateur préoccupé*. Tant que ce médecin ne se sera pas expliqué d'une manière plus claire relativement aux *idées particulières* qu'il m'attribue, je ne saurais lui répondre sur ce point. Je dirai seulement que je n'ai, touchant les maladies contagieuses ou réputées telles, aucune idée qui ne soit partagée par beaucoup de médecins.

On a déjà pu voir par ce qui précède que je ne suis point exclusif dans mes théories, puisque je reconnais au typhus la faculté de se transmettre de l'homme malade à l'homme sain dans des circonstances données et appréciables, qu'il est souvent en notre pouvoir de faire cesser (1).

D'un autre côté, rien ne m'est plus facile que de prouver que je n'ai point une opinion préconçue sur le mode de propagation de la peste. Je n'ai besoin pour cela que de rappeler ici ce que j'ai publié sur ce sujet à diverses époques. Ainsi, dès que l'Académie royale de médecine eut exprimé le vœu, dans sa séance du 31 août 1830, que des expériences fussent faites au lazaret de Marseille, afin de constater si les marchandises qui nous arrivent du Levant recèlent ou non un principe pestilentiel, j'annonçai à ce corps savant que, dans le cas où sa proposition serait

_____

(1) M. le baron Larrey nous fournit deux exemples frappans de cette vérité. (Voyez ses *Mémoires et Campagnes*, t. 1.)

accueillie, je me soumettrais moi-même à toutes les expériences que le gouvernement jugerait à propos de faire faire dans le but de connaître quel est le mode de propagation de la peste. Je priai en même temps le conseil d'administration de vouloir bien transmettre à M. le ministre de l'intérieur la proposition que je venais d'avoir l'honneur de lui faire.

« Je n'ai, ajoutai-je, point d'opinion arrêtée sur le caractère contagieux ou non contagieux de la peste. Je n'ai pas eu occasion d'observer cette fatale maladie, ni même de visiter les contrées où elle exerce ses ravages. Tout ce que je puis dire, c'est que la grande majorité des médecins qui l'ont vue, soit dans le Levant, soit sur la côte septentrionale de l'Afrique, soutiennent qu'elle est contagieuse; il en est même plusieurs qui, ayant eu l'avantage d'observer la peste et la fièvre jaune, admettent la contagion comme un attribut de la première de ces maladies et la rejettent au contraire pour la seconde de la manière la plus absolue. Tels sont, entre autres, deux médecins célèbres, M. le docteur Bancroft et M. le docteur Savaresi, qui ont écrit sur l'une et l'autre de ces affections. »

Est-ce là le langage d'un homme qui a une opinion préconçue et qui cherche à la faire triompher en passant sous silence les faits qui sembleraient lui être contraires?

Je déclarai de nouveau, dans la pétition que j'adressai à la chambre des députés en 1833, que « je n'avais point d'opinion arrêtée sur le caractère contagieux ou non contagieux de la peste. » Et j'écrivais à M. le ministre du commerce, le 20 janvier 1835 : « Quant à moi, je demande de nouveau à me soumettre le premier à toutes les épreuves qui seront indiquées par l'Académie royale des sciences ou l'Académie royale de médecine, et pour qu'on ne suppose point que j'agis ici d'après une idée préconçue, je déclare que je n'ai pas d'opinion arrêtée sur le caractère contagieux ou non contagieux de la peste; mais que par suite des recherches auxquelles je me suis livré, *je serais porté* à la regarder comme étant beaucoup moins transmissible qu'on ne le pense généralement (1). »

Il est évident, d'après ce qui précède, que je n'ai pas une opinion préconçue sur le mode de propagation de la peste, comme l'avance gratuitement M. Bulard, mais que je cherche à m'éclairer sur cette grave question par le moyen le plus prompt, par la méthode expérimentale.

Eh bien ! qui le croirait ! il n'y a pas jusqu'à « mes honorables antécédens » qui ne fassent penser à M. Bulard que « de tous ceux qui peuvent recevoir la mission de s'occuper aujourd'hui de cette matière, je suis sans contredit le moins apte et peut-être le seul qui doive être récusé. » Mais depuis quand des antécédens honorables sont-ils un motif de récusation ? Je conçois très bien qu'un homme dont les antécédens sont déshono-

---

(1) *Pétition adressée à la chambre des députés sur la nécessité d'une prompte réforme dans notre système sanitaire*, p. 10.

rables, dont la vie n'est point pure, dont la moralité est équivoque, ne soit point admis à s'occuper d'une question qui est en même temps de science et de probité, parce qu'un tel homme pourrait bien ne pas se montrer fort scrupuleux dans la manière de recueillir ou d'exposer les faits, suivant qu'il aurait plus ou moins d'intérêt à soutenir telle ou telle opinion; mais moi j'ai fait mes preuves à cet égard, et ce n'est pas d'aujourd'hui, ainsi qu'on va le voir.

En 1828, pendant que j'étais à Gibraltar, pour y observer la fièvre jaune, le gouvernement français fit faire une enquête officielle aux Etats-Unis d'Amérique sur ma conduite dans ce pays, sur mon caractère moral, ainsi que sur la question de la contagion ou de la non contagion de la fièvre jaune. Bien que cette mesure n'eût pas été dictée par un excès de bienveillance pour moi, ses résultats me furent entièrement favorables, ainsi que me l'écrivait M. le ministre du commerce lui-même le 4 mai 1831.

« Je me plais à reconnaître que les résultats des informations qui ont été prises aux Etats-Unis sont entièrement à votre avantage, et que les témoignages les plus respectables s'accordent à prouver que votre conduite dans ce pays a toujours été honorable, *et que vous ne vous êtes point écarté dans vos recherches du respect pour la vérité, ni d'aucun des devoirs d'un médecin consciencieux* (1). »

M. Bulard aurait-il des motifs pour penser que si *j'avais mission de* m'occuper de la peste, je n'aurais pas pour la vérité le même respect que j'ai eu pendant les dix années consacrées à des recherches sur la fièvre jaune, et *sans mission aucune?* Mais le respect que j'ai eu pour la vérité, en recueillant des documens sur cette maladie, je l'ai eu aussi en communiquant ces mêmes documens, soit à l'autorité, soit à nos corps savans; en voici la preuve.

Le 31 mai 1826, M. de Boisbertrand s'écriait à la tribune nationale, au sujet de prétendus exemples de contagion qui auraient eu lieu en Amérique : « Ces exemples existent; ils ont été produits par les médecins du pays que M. Chervin a consultés; et ce dernier, malgré l'opinion qu'il a adoptée et qu'il veut faire prévaloir, *les a mis sous mes yeux avec une bonne foi qui lui fait honneur* (2). »

La commission de l'Académie royale de médecine qui fut chargée de l'examen de mes documens dit de son côté, en parlant de la manière dont j'ai procédé à mes investigations : « Il reçoit tout, il recueille tout, il consigne tout dans ses papiers, et nous présente enfin avec la plus

(1) Lettre de M. le comte d'Argout.
(2) *Moniteur* du 2 juin 1826.

grande loyauté, nous devons le dire, *et les documens qui seraient con-*
traires à son opinion, et ceux qui lui sont le plus favorables (1). »

Est-là la conduite « d'un observateur exclusif et à système », ou d'un
homme qui a une opinion préconçue ? Je crois avoir prouvé que , quoi
qu'en dise M. le docteur Bulard, je ne suis ni l'un ni l'autre et que j'ai
l'*aptitude* morale requise pour m'occuper de la peste.

Après la discussion à laquelle je viens de me livrer n'est-il pas remar-
quable d'entendre M. Bulard nous dire « que de tous ceux qui peuvent
recevoir la mission de s'occuper aujourd'hui du mode de propagation de
la peste, je suis, sans contredit, le moins apte et peut-être le seul qui
doive être récusé. »

M. Bulard a cru pouvoir appuyer ce jugement un peu sévère sur mes
propres paroles, et il rappelle, à cet effet, qu'en 1826, lorsque l'Académie
royale de médecine fut chargée de rendre compte de mes documens sur
la fièvre jaune, je demandai pour première condition « que les médecins
appelés à les examiner fussent restés jusque-là neutres dans la question
de contagion. » Mais il oublie, en citant cette clause, les mots « *autant*
que possible », que j'avais eu soin de mettre dans ma demande, parce que
les trois académiciens qui furent envoyés à Barcelone, en 1821, avaient
tant parlé de la contagion et d'une manière si affirmative, que leurs honorables collègues étaient généralement imbus de cette doctrine.

Eh bien ! je me trouve précisément aujourd'hui, en ce qui touche la
peste, dans la condition de neutralité que je désirais, en 1826, chez les
membres de la commission qui devait être chargée d'examiner mes documens sur la fièvre jaune ; je n'ai aucune opinion arrêtée sur le mode de
propagation du fléau pestilentiel ; tandis que M. le docteur Bulard est, au
contraire, contagioniste *pur* et *absolu*. Il soutient que la peste n'est point
endémique en Égypte ; qu'elle n'y est point *épidémique*, et qu'elle ne s'y
montre jamais sous la forme *sporadique* (2), assertions contredites par
une foule d'auteurs, et particulièrement par les médecins et les chirur-
giens de notre brave armée d'Orient.

« Je considère la peste, dit M. le baron Larrey, comme endémique
non seulement sur la côte de Syrie, mais même dans les villes d'Alexan-
drie, Rosette, Damiette et le reste de l'Égypte (3). » Suivant M. Desge-
genettes « la peste est endémique dans l'Égypte Inférieure et le long des
côtes de la Syrie, puisqu'elle y règne depuis des siècles, et qu'elle a été

---

(1) Voir son rapport, édit. in-8, p. 5.

(2) M. Bulard a émis ces opinions dans un mémoire qu'il a adressé, en même
temps, au gouvernement français et à la société royale de médecine de Marseille.

(3) *Relation historique et chirurgicale de l'expédition de l'armée d'Orient*, etc.,
p. 133.

cent fois observée dans cent lieux qui n'avaient eu entre eux aucune espèce de communication (1).» Mon honorable collègue, M. le docteur Renoult, professe absolument la même opinion (2), qui est également partagée par les docteurs Puguet, Savaresi, Boussenard, Lattil, Balme, Sotira et plusieurs autres officiers de santé qui firent les campagnes d'Égypte et de Syrie avec l'armée française.

Enfin, plusieurs médecins qui ont observé la peste en Égypte en même temps que M. Bulard la regardent aussi comme endémique dans ce pays : tels sont, entre autres, MM. les docteurs Clot-Bey, Perron, Seisson, Lefèvre, Aubert et Emangard, et l'opinion de ces courageux et estimables confrères est pour moi d'un grand poids.

Que devons-nous conclure de tout cela ? Que s'il faut rester neutre dans la question de la contagion de la peste pour recevoir la mission de s'occuper de ce grave sujet, M. Bulard doit, sans contredit, être récusé ; car son opinion est des plus prononcées en faveur de la contagion de cette maladie ; il y a chez lui *exclusivisme* complet et absolu.

M. Bulard termine l'alinéa qui vient de m'occuper en faisant observer que le consciencieux Joseph Frank avait raison quand il a dit : « Celui qui vient déclarer que la peste n'est pas contagieuse ne doit pas être investi de fonctions publiques relatives à cette calamité ; s'il en a, qu'on l'en dépouille. » Mais Joseph Frank ne veut parler ici que des fonctions publiques qui se rattachent au service sanitaire en temps de peste, comme, par exemple, celles de médecin ou d'administrateur de lazaret, et nullement d'expériences et d'investigations purement scientifiques, comme celles que j'ai proposé de faire faire.

Que M. le docteur Bulard soit du reste parfaitement tranquille; je n'ai nulle envie de remplir des fonctions publiques dans aucun établissement sanitaire, pas plus en Afrique et en Asie qu'en Europe; je ne veux par conséquent diminuer en rien la gloire qui doit lui revenir pour avoir doté la Turquie du régime quarantenaire européen.

Je ferai seulement observer que si j'avais été à la place de ce médecin, au lieu de commencer par fonder un lazaret à Constantinople, dans la vue de préserver cette ville de la peste, et de demander ensuite « qu'un congrès scientifique européen soit proclamé », pour décider si cette maladie est contagieuse ou si elle ne l'est pas, je me serais d'abord occupé de faire résoudre la question scientifique, et, une fois résolue, j'aurais abordé la question administrative avec pleine connaissance de cause. Si, depuis 1458 que les Turcs sont maîtres de l'ancienne Byzance, ils se sont passés

---

(1) *Histoire médicale de l'armée d'Orient*, 2ᵉ édit., p. 236.

(2) Depuis que ce passage est écrit, M. le docteur Renoult a lu, à l'Académie royale de médecine, une notice dans laquelle il se prononce ouvertement en faveur de la non-contagion de la peste.

de lazarets, ils auraient bien pu s'en passer encore pendant quelques années sans beaucoup d'inconvénient, car la peste les effraie peu et ne les empêche pas d'aller leur train, quelle que soit son intensité. La marche suivie par M. Bulard, dans cette circonstance, me semble donc peu logique, et elle nous prouve en même temps à quel point l'esprit de ce médecin est dominé par l'idée de la contagion et par une confiance implicite dans l'efficacité des lazarets et de toutes les mesures dites sanitaires.

Toutefois, l'établissement du régime quarantenaire en Turquie peut avoir un heureux résultat; il peut nous faire connaître d'une manière pratique si la peste est contagieuse ou si elle ne l'est pas; car M. Bulard veillera sans doute à ce que les quarantaines soient observées sur les rives du Bosphore de la manière la plus stricte; il profitera du conseil de Joseph Frank; il n'emploiera dans les lazarets de sa création que de vrais croyans, que des hommes qui aient foi pleine et entière dans l'efficacité des mesures sanitaires, et qui les fassent par conséquent exécuter dans toute leur rigueur. Si, malgré cela, la peste ravage encore l'empire ottoman, nous serons en droit de conclure que ce fléau n'est arrêté ni par les lazarets , ni par les quarantaines, et que dès-lors ces établissemens ne sont utiles qu'à ceux qu'ils font vivre aux dépens de la société.

Je viens de repousser de la manière la plus complète les diverses accusations que M. Bulard a élevées contre moi dans le but de prouver « que de tous ceux qui peuvent recevoir la mission de s'occuper aujourd'hui de la peste, je suis, sans contredit, le moins apte et peut-être le seul qui doive être récusé. » Admettons pour un moment que ces accusations soient fondées, je ne vois pas comment « mon opinion préconçue et mon non-contagionisme » pourraient s'opposer le moins du monde au succès des expériences auxquelles j'ai demandé à me soumettre. Est-ce qu'il en serait, par hasard, de la contagion de la peste comme du magnétisme animal, qui n'opère, dit-on, ses merveilleux effets que sur ceux qui croient à ses prodiges ?

D'un autre côté, est-ce que M. Bulard craindrait que le plan d'expériences que j'adopterais fût conçu de manière à ne donner que des résultats négatifs, c'est-à-dire favorables à mon *non-contagionisme?* Mais j'ai annoncé que je me soumettrais à toutes les expériences qui seraient prescrites par nos corps savans. Or, je pense qu'un programme d'expériences rédigé par les hommes les plus éclairés que la France possède dans les sciences médicales, physiologiques, physiques et chimiques, offrirait autant de garantie que celui que vient de publier M. Bulard.

Ce médecin craindrait-il que, dominé par « mon non-contagionisme » , je ne me livrasse aux épreuves à huis-clos, de manière à ne faire connaître de leurs résultats que ce qui viendrait à l'appui de mon opinion préconçue? Mais j'ai demandé qu'une commission de surveillance fût nommée pour suivre et constater toutes les expériences qui seraient faites, et que, de plus, les gouvernemens européens fussent invités à envoyer des commissaires au lazaret de Marseille pour être témoins de ces mêmes expériences et en certifier l'authenticité.

Ainsi, quand bien même je serais sous l'influence des opinions que M. Bulard a jugé convenable de me prêter, ce qui n'est point, cela n'infirmerait absolument en rien les résultats des expériences auxquelles je me soumettrais.

Ce médecin cherche à prouver par quatre raisons différentes que les expériences que j'ai proposées ne doivent pas avoir lieu dans le lazaret de Marseille :

1° Parce que les résultats n'en seraient rien moins qu'exacts ;

2° Parce que si je sortais sain et sauf de toutes les épreuves, je compromettrais les plus sacrés intérêts sociaux ;

3° Parce que « de tous ceux qui peuvent recevoir la mission de s'occuper aujourd'hui d'expériences sur la peste, je suis, sans contredit, le moins apte, et peut-être le seul qui doive être récusé. »

Reste la quatrième raison invoquée par M. Bulard, et nous allons voir qu'elle est tout aussi dépourvue de fondement que les précédentes; il l'expose en ces termes :

« Par toutes ces considérations, nous restons convaincus qu'en prenant un lazaret ou une localité d'Europe pour théâtre des premières expériences à tenter, on n'atteindra pas le but cherché; qu'on n'arrivera, au contraire, qu'à des objections sans réplique, et que si, par malheur, des accidens analogues à ceux du *Léonidas* se renouvelaient, l'intendance sanitaire ne voudra pas assumer sur elle une responsabilité dont elle n'a certainement pas embrassé toute l'étendue, dans sa correspondance officielle du 4 avril 1835 (1); surtout en pensant que pendant des expériences qu'elle aurait autorisées, et par des circonstances qui pourraient s'y rattacher, mais qui y seraient en réalité étrangères, il n'est pas impossible que la peste vienne à se manifester au-delà de l'enceinte sanitaire. »

Je confesse que je ne comprends pas bien le sens de cette dernière phrase. M. Bulard veut-il dire que pendant que je serais enfermé avec les pestiférés dans la triple enceinte du lazaret de Marseille, la peste pourrait se développer spontanément au dehors, ou bien qu'il pourrait y avoir plusieurs importations simultanées de cette maladie, dont une seulement serait emprisonnée dans ce *palladium* de la santé publique; tandis que les autres répandraient le mal et la terreur parmi les populations environ-

---

(1) Cette correspondance porte qu'à la rigueur l'intendance sanitaire pourrait me placer, comme médecin quarantenaire, auprès des pestiférés qui viendront à être introduits accidentellement dans le lazaret de Marseille, et que « j'aurais de cette manière la faculté de me revêtir des habits contaminés tout à mon aise. » En s'élevant contre cette concession, M. Bulard se montre plus contagioniste que l'intendance de santé elle-même.

nantes? Outre qu'une pareille supposition n'est guère en faveur de la surveillance des agens sanitaires, elle peut être faite dans tous les temps et
pour tous les cas, et par conséquent tout aussi bien lorsque M. Bulard
voudra venir répéter ses expériences dans les lazarets d'Europe qu'aujour-
d'hui. C'est à quoi ce médecin ne semble pas avoir réfléchi, tant il est pré-
venu contre les épreuves qui pourraient avoir lieu *d'abord* dans nos établissemens sanitaires.

« Il y a quelques mois, dit-il, l'histoire médicale et politique de la peste
en était encore à son introduction ; origine, cause, nature, symptômes,
lésion, traitement prophylactique, tout était à découvrir. » J'ai cru, en li-
sant ce passage, que toutes ces choses étaient aujourd'hui découvertes, et,
de plus, parfaitement connues ; mais je n'ai pas été long-temps sans me
convaincre que l'histoire de ce fléau présente encore d'immenses lacunes,
qui seront peut-être remplies un jour. N'est-ce pas abuser de l'hyperbole
que de dire que tout ce qu'on sait actuellement sur la peste date seulement
de quelques mois ? M. Bulard a-t-il donc oublié et les observations faites
en Egypte, en 1835, et celles bien plus anciennes des médecins de notre
armée d'Orient ?

Après avoir dit que toutes les tentatives faites jusqu'à ce jour pour découvrir « la cause spécifique ou le principe contagieux de la peste » sont
toujours restées infructueuses, incomplètes ou insignifiantes, M. Bulard
ajoute : « De nouvelles expériences, comme M. Chervin les conçoit, n'auront pas plus de valeur, et quelque variées qu'elles puissent être dans
leurs formes, elles n'acquerront toujours de validité que par l'observation des conditions qui suivent :

« 1° Expérimenter d'abord dans les localités mêmes de la peste, puis en
dehors de ces localités, avant, pendant et après le cours d'une phase pestilentielle, sous des latitudes, dans des contrées, à des distances et à des
époques différentes, sur l'homme et sur certains animaux.

» 2° Opérer sur des sujets étrangers et indigènes, sains et valétudinaires, normaux ou modifiés par certaines médications, vaccinés ou non
vaccinés, variolés ou non, avec ou sans exutoires, ayant ou n'ayant pas
encore eu la peste, et n'étant ni dans le milieu d'activité de la maladie, ni
en rapport avec des personnes pestiférées ou compromises ou avec des
effets contagiés.

» 3° Etablir quatre séries d'expériences par *infection*, par *contact
immédiat*, par *contact médiat* et par *inoculation*. »

Je vais accompagner ce programme de quelques remarques. J'ai déjà
dit ce que je pense des expériences qui seraient faites dans les localités
mêmes de la peste, je n'y reviendrai pas ici.

On peut certainement expérimenter sur des animaux ; mais, dans le cas
d'un résultat négatif, il faudrait bien se garder de conclure que ce
qui se passe chez eux doit également avoir lieu chez l'homme ; car nous

savons que telle maladie qui est très contagieuse pour une espèce ne l'est nullement pour d'autres (1).

Pour opérer comparativement sur des sujets étrangers et indigènes, il faut être placé dans les localités mêmes de la peste, comme le veut M. Bulard. Or, en Egypte, l'observation a démontré que les étrangers sont plus susceptibles d'être atteints de cette maladie que les personnes nées dans le pays, et qu'ils le sont d'autant plus qu'ils viennent d'un climat plus chaud (2); ce qui est absolument l'inverse de ce qui a lieu pour la fièvre jaune.

L'observation a aussi prouvé que les individus valétudinaires souffrent moins de la peste que les sujets pleins de force et de santé; mais jusqu'ici rien n'établit que certaines médications préservent de cette maladie ou la rendent plus bénigne. On avait pensé qu'un traitement mercuriel produirait cet effet, mais les expériences tentées dans le but de traduire cette idée en un fait ont été sans résultat; serait-on plus heureux en employant d'autres puissans modificateurs de l'organisme? Je ne saurais le dire.

On avait aussi prétendu que les individus vaccinés étaient exempts de la peste; malheureusement cela n'est pas, ainsi que le prouvent les observations de M. le docteur Lafont, de Salonique (3), et d'autres médecins vaccinateurs qui ont pratiqué dans le Levant; l'espoir qu'avait eu le docteur Valli de préserver de la peste au moyen du virus vaccin (4) n'était qu'une chimère. On a dit que la variole était aussi un préservatif contre cette redoutable affection; mais l'expérience est encore venue donner un démenti formel à cette assertion; la peste ne respecte point les individus qui ont eu la petite vérole (5); cette vérité est établie sur les faits les plus authentiques.

Beaucoup d'auteurs fort respectables ont soutenu que les exutoires préservaient de la peste; mais d'autres auteurs, tout aussi dignes de foi et en bien plus grand nombre, soutiennent l'opinion contraire, et ils appuient cette opinion de faits positifs que des milliers de faits négatifs ne sauraient détruire.

Enfin, une première attaque de peste affaiblit un peu la susceptibilité,

---

(1) Vicq d'Azyr, *Exposé des moyens curatifs et préservatifs qui peuvent être employés contre les maladies pestilentielles des bêtes à cornes*, etc., 1776, p. 97.

(2) Louis Frank, *Collection d'opuscules*, etc., p. 9. Desgenettes, *Histoire médicale de l'armée d'Orient*, 2e édition, p, 259. Bancroft, *An Essay*, etc., p. 591.

(3) *Bibliothèque britannique*, vol. xxv, p. 82.

(4) *Memoria sulla peste di Smyrna*, del anno 1784.

(5) Le docteur Lafont, ouvrage cité, vol. xxiv, p. 555, et le docteur Patrick Russel, cité par Niebuhr, *Descrip. de l'Arabie*, in-4; Paris 1769, t. i, p. 195.

mais elle ne la détruit point, car on a vu des individus être atteints trois ou quatre fois de cette maladie dans la même épidémie, et suivant le prince Constantin Ypsilandy : « Il est très ordinaire de voir des personnes qui s'en sont guéries dix fois mourir à la onzième (1). »

Les observations auxquelles je viens de me livrer prouvent que plusieurs des expériences proposées par M. le docteur Bulard n'éclaireront que fort peu la question; mais elles ne peuvent avoir aucun inconvénient.

Après avoir indiqué les sujets sur lesquels il convient d'opérer et les conditions diverses dans lesquelles ils doivent se trouver, ce médecin entre dans des détails minutieux sur la manière dont les épreuves doivent être conduites; mais tout ce qu'il dit sur ce point se présente naturellement à l'esprit de quiconque a la moindre habitude de la méthode expérimentale; enfin, il conclut ainsi :

« Mais pour remplir ces conditions si nombreuses et si graves, au prix desquelles seules le génie pestilentiel doit être révélé, il faut un grand acte, et un seul homme ne saurait l'accomplir entier et décisif. A cette œuvre immense, il faut une volonté immense; la grandeur des efforts doit être proportionnée à la grandeur de la tâche, et son exécution authentique réclame un appareil d'autant plus solennel, qu'elle a besoin de plus de retentissement pour être produite fructueuse et impérissable... Qu'un congrès scientifique européen soit donc proclamé, qu'il s'assemble, qu'il discute, qu'il délibère, mais qu'il se hâte surtout, car demain, ce soir, peut-être, l'horrible fléau se sera de nouveau étendu rapide et meurtrier sur ces malheureuses peuplades, dont on a toujours parlé, et pour lesquelles on n'a jamais rien fait, dont on rêve le bonheur, et réalise la perte, et que le civilisateur Occident laisse se cadavériser au lieu de les vivifier. »

L'idée de former un congrès scientifique européen pour arriver à la solution des questions sanitaires n'est point une chose nouvelle. Un de nos plus savans physiologistes, et, en même temps, de nos plus habiles expérimentateurs, M. le professeur Magendie, s'exprimait ainsi en 1832 : « Si les hommes de l'Europe les plus distingués dans les sciences chimiques, physiques et physiologiques, se réunissaient en congrès, s'ils apportaient en commun leurs connaissances et leurs observations, il en résulterait un faisceau de lumière capable, peut-être, d'éclairer l'origine de l'épidémie et les procédés de sa propagation (2). »

En 1833, après avoir demandé à la chambre des députés que des expériences fussent faites dans le but de connaître quel est le mode de propagation de la peste, j'ajoutai : « L'Europe qui, depuis 18 ans, a formé tant

(1) *Bibliothèque britannique*, vol. xxviii, p. 205.
(2) *Leçons sur le choléra-morbus*, p. 262.

de congrès dans des intérêts politiques, ne pourrait-elle pas en former un dans l'intérêt de l'humanité, de la science et des relations des peuples entre eux? et ne serait-il pas glorieux pour la France de prendre l'initiative dans cet acte de haute philantropie, de provoquer la formation d'une réunion de médecins européens, qui assisteraient aux expériences que je propose de faire faire et se livreraient à un examen approfondi des bases fondamentales du système sanitaire actuellement en vigueur chez tous les peuples chrétiens? Les travaux d'une semblable réunion d'hommes éclairés répandraient, sans doute, une vive lumière sur les questions les plus ardues de l'hygiène publique et contribueraient, à un haut degré, au mieux-être de la grande-famille européenne (1). »

Ainsi M. Bulard verra que, si nous différons d'opinion sur quelques points, nous avons la même manière de voir sur beaucoup d'autres ; car je suis convaincu depuis longtemps que des expériences exécutées avec le plus grand soin, sur une vaste échelle, et variées sous toutes les formes, et un congrès scientifique européen, où les principaux gouvernemens seraient représentés par des commissaires, sont les seuls moyens de faire résoudre promptement et irrévocablement les questions sanitaires et particulièrement celle de la peste. Mais je ne pense pas, avec M. le docteur Bulard, que, pour obtenir ce résultat « le corps médical tout entier doive être convié » ; un petit nombre des membres les plus dévoués et les plus éclairés de ce corps serait suffisant pour remplir la tâche, quelque grande qu'elle soit.

Je ne pense pas non plus qu'on doive mettre dans cette affaire toute la *célérité* que demande ce médecin. La question est trop vaste, trop complexe, et surtout trop grave pour qu'on n'apporte pas dans son examen toute la lenteur et toute la maturité qu'il exige; d'autant plus que « les malheureuses peuplades orientales » dont on invoque les souffrances pour faire hâter le congrès, souffriront, hélas ! encore longtemps , quelle que puisse être la solution du grand problème qui nous occupe; car la peste n'est point l'unique cause de leurs maux : le despotisme et l'ignorance sont pour ces populations *des pestes* non moins terribles que celle qui est caractérisée par des bubons, des charbons et des pétéchies. Or, ce ne sera qu'avec du temps et beaucoup d'efforts que l'on parviendra à les extirper.

D'ailleurs, pourquoi tant se hâter? Si la peste est contagieuse, les Orientaux n'ont-ils pas, pour s'en garantir, les lazarets, que M. le docteur Bulard a lui-même fondés chez eux, et le corps des Ulémas ne vient-il pas de déclarer que le Coran ne s'oppose point à ce que les vrais croyans cherchent à se prémunir contre ce redoutable fléau? Sous ce rapport, grâce au zèle de M. Bulard, l'Orient marchera donc bientôt de pair avec l'Occident.

_____

(1) *De la nécessité d'une prompte réforme dans notre système sanitaire*, p. 14.

Mais si la peste n'est point contagieuse, si elle est due aux causes d'infection qui existent en si grand nombre dans diverses contrées du Levant, que ferons-nous? Irons-nous, la torche à la main, produire dans chaque localité habituellement ravagée par la peste une vaste conflagration, à l'instar de celle qui consuma presque entièrement la ville de Londres en 1666, et fit disparaître en peu de jours les abominables constructions dont se composait alors cette capitale (1), et avec elles, suivant plusieurs auteurs, les causes matérielles de la peste, qu'on n'a plus vu régner épidémiquement à Londres depuis cette époque (2)? Un pareil projet serait inexécutable et ne saurait entrer, par conséquent, dans l'esprit d'aucun homme sensé. Que faire alors? Favoriser les progrès de la civilisation dans le Levant, et attendre de la civilisation les améliorations dont ce pays a besoin.

M. Bulard prétend que « le civilisateur Occident n'a jamais rien fait pour les malheureuses peuplades du Levant. » M. Bulard se trompe ; l'Europe, et la France surtout ont porté des germes de civilisation en Égypte et sur les rives du Bosphore, où ils commencent à prospérer. Mais ce médecin pense-t-il que, tout civilisateur qu'il est, l'Occident n'ait rien à faire chez lui? S'il en est ainsi, qu'il veuille bien jeter les yeux sur l'Espagne, sur le Portugal, sur l'Irlande, sur l'Italie, sur la Pologne et sur la Russie d'Europe, et il verra qu'il y a aussi en Occident bien des « peuplades malheureuses, » et qui ont les mêmes droits à notre sollicitude et à nos sympathies que les peuples soumis à l'empire du croissant. Elles méritent d'autant plus de fixer notre attention que plusieurs d'entre elles sont à nos portes et ont avec nous des relations continuelles. Eh bien ! que fait-on pour améliorer leur sort? Rien, ou fort peu de chose. Les reproches adressés aux peuples d'Occident de laisser les populations ottomanes « se cadavériser au lieu de les vivifier » ne sont donc point fondés.

Je viens de répondre à tous les points de la lettre de M. le docteur Bulard; il ne me reste plus qu'à signaler quelques contradictions dans lesquelles ce médecin est tombé, par inadvertance sans doute, car elles sont trop évidentes pour qu'il ne les eût pas remarquées s'il avait relu sa lettre à tête reposée.

Il dit qu'en me soumettant aux expériences que j'ai demandé à faire dans le lazaret de Marseille, « j'aurais sans doute consommé le plus grand acte connu de courage et d'abnégation. » Et quelques lignes plus bas, il m'accuse hautement de *non contagionisme*. Si je ne croyais point à la contagion où seraient le courage et l'abnégation ?

M. Bulard me regarde comme « étant, sans contredit, le moins apte et peut-être le seul qui doive être récusé, » lorsqu'il s'agira de procéder à

---

(1) Voy. Maitland's *History of London.*
(2) Voy. William Heberden's *Observations on the increase and decrease of different diseases and particulary of plague.* London, 1801, p. 69, 76 et 95.

des expériences sur la peste ; et il m'écrit de Smyrne tout exprès pour « m'offrir les moyens de statuer d'une manière définitive sur le véritable caractère de transmission de cette maladie. » Ce procédé est sans doute fort généreux, et j'en remercie bien sincèrement M. Bulard; mais, si j'étais tel qu'il le dit, que gagnerait la science à mon voyage du Levant ?

Je suis d'après ce médecin *un observateur exclusif et à système, un expérimentateur préoccupé, dominé par des idées particulières, qui a une opinion préconçue de non contagionisme et des théories exclusives.* Et, malgré toutes ces conditions défavorables, M. Bulard a la bonté de dire en parlant de moi : « Sa lutte contre la fièvre jaune et contre les partisans de la contagionabilité de cette maladie, quoique peu profitable dans son issue, fut trop glorieuse pour que, dans la nouvelle lice où il paraît si disposé à entrer, nous ne lui prédisions pas une nouvelle gloire, sinon un véritable triomphe. »

Comment pourrais-je réaliser une aussi flatteuse prédiction avec toutes les qualités négatives que me prête son auteur ? On n'acquiert de la gloire et l'on n'obtient de véritables triomphes que lorsqu'on cherche la vérité sans esprit de système, sans préoccupation aucune, sans idées préconçues, sans théories exclusives, et que l'on recueille les faits avec une religieuse impartialité, ainsi que je l'ai constamment pratiqué pendant tout le cours de mes longues investigations concernant la fièvre jaune, et que je le pratiquerai toujours dans toutes les questions dont je pourrais m'occuper à l'avenir.

En suivant une marche contraire, on pourra bien fixer l'attention publique pendant un temps plus ou moins long, faire adopter ses opinions à l'autorité, aux législateurs, aux médecins et au public en général; mais dès que les faits viendront à être mieux observés, ou recueillis avec plus de soin, ou verra cet édifice à base défectueuse ou complètement imaginaire s'écrouler rapidement, et ne laisser à ses auteurs que le regret de l'avoir élevé.

Paris, le 6 avril 1838.

FIN.

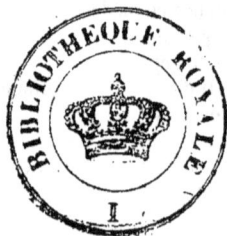

www.ingramcontent.com/pod-product-compliance
Lightning Source LLC
Chambersburg PA
CBHW060509210326
41520CB00015B/4162